AF404612

CONSIDÉRATIONS

SUR LE

TRAITEMENT DE L'AMBLYOPIE

PAR LA STRYCHNINE

PAR

L.-J.-D. VERON,

Docteur en médecine de la Faculté de Paris,
Ancien préparateur de physique à la Faculté de médecine de Nancy,
Médecin stagiaire au Val-de-Grâce.

PARIS

A. PARENT, IMPRIMEUR DE LA FACULTÉ DE MEDECINE

29-31, RUE MONSIEUR-LE-PRINCE, 29-31

1881

CONSIDÉRATIONS

SUR LE

TRAITEMENT DE L'AMBLYOPIE

LA STRYCHNINE

PAR

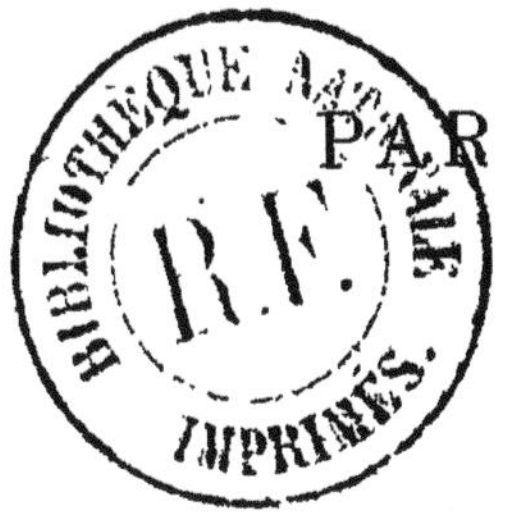
BIBLIOTHÈQUE NATIONALE
PAR
R. F.
IMPRIMÉS.

L.-J.-D. VERON,

Docteur en médecine de la Faculté de Paris,
Ancien préparateur de physique à la Faculté de médecine de Nancy,
Médecin stagiaire au Val-de-Grâce.

PARIS

A. PARENT, IMPRIMEUR DE LA FACULTÉ DE MÉDECINE

29-31, RUE MONSIEUR-LE-PRINCE, 29-31

—

1881

A MES PARENTS

A MES MAITRES

A MES AMIS

A M. F. SCHLAGDENHAUFFEN

Professeur à l'École supérieure de pharmacie,
Professeur agrégé à la Faculté de médecine de Nancy.

A M. CHAUVEL

Professeur de médecine opératoire à l'École du Val-de-Grâce,
Médecin-major de 1re classe.

A MON PRÉSIDENT DE THÈSE

M. LE PROFESSEUR BÉCLARD

CONSIDÉRATIONS

SUR LE

TRAITEMENT DE L'AMBLYOPIE

PAR LA STRYCHNINE

INTRODUCTION.

Depuis un certain temps déjà, la strychnine a sa place dans la thérapeutique oculaire; malheureusement on la lui a faite tantôt trop large et tantôt trop étroite. C'est ainsi que, en Allemagne, elle est devenue d'un usage journalier dans l'amaurose, et que certains ophthalmologistes l'ont même considérée comme le médicament spécifique de cette affection. En France, où la théorie cède souvent le pas à l'observation clinique, on ne l'emploie que très rarement, et encore, comme accessoire.

D'un côté, l'on a trop de confiance dans la vertu de la strychnine, et de l'autre trop peu.

Aussi, le but de notre thèse inaugurale sera-t-il d'établir

les limites dans lesquelles on doit employer la strychnine contre l'amaurose : dans la première partie, nous traiterons de l'action physiologique de la strychnine sur l'œil normal ; dans la seconde, nous donnerons quelques observations cliniques, et nous essayerons de faire ressortir les indications et les contre-indications de la strychnine dans le traitement de l'amblyopie.

Avant d'aborder notre sujet, nous prions M. le professeur Chauvel, qui nous a aidé de ses conseils, de recevoir ici l'expression de notre gratitude. Nous remercions également MM. les docteurs Dzievowski et Nimier, aides-majors au Val-de-Gràce, du concours bienveillant qu'ils nous ont prêté.

Enfin, nous remercions M. le professeur Béclard d'avoir bien voulu accepter la présidence de notre thèse.

HISTORIQUE.

L'emploi de la noix vomique, ou de son alcaloïde le plus important, la strychnine, dans l'amaurose, ne remonté pas à une époque bien éloignée. Un des premiers Bretonne au mettait en œuvre la strychnine contre l'amaurose saturnine (1825).

En 1829, le Dr Liston (1) publiait à ce sujet des faits concluants ; la même année, son collègue le Dr Shortt obtenait avec la strychnine un succès brillant dans un cas d'amblyopie. Viennent ensuite d'autres faits dus à Henderson (1) et à Middlemore (1). De son côté, en 1837, Miquel (2), arguant du succès de la noix vomique dans les paralysies musculaires, fut conduit à appliquer ce médicament à l'amaurose. Ses tentatives furent heureuses ; et, cependant, bien qu'elles aient été publiées vers cette époque, l'attention des ophthalmologistes ne se fixa pas sur ce point de la thérapeutique. En 1839, Malgaigne (2) applique la méthode de Miquel dans trois cas embarrassants et obtient trois succès.

En 1843, Verlegh (3) publie un beau cas de guérison par la strychnine, ce qui vaut à cette dernière une réputation étonnante, mais éphémère ; car un peu plus tard Desmares père (4), revenu de l'enthousiasme général, écrit les lignes suivantes : « Plusieurs fois, j'ai répété les expériences de M. Verlegh avec le sulfate de strychnine, et je n'ai pu obtenir ni un succès, ni même l'ombre d'une amélioration. » Il avait bien obtenu une guérison complète dans certains cas d'amaurose *asthénique*, mais depuis, dit-il, « je n'ai plus enregistré un seul résultat heureux. »

Aussi, pendant un certain temps, vit-on d'un mauvais œil ce nouveau mode de traitement, qui, à la suite de quelques cas malheureux, tomba bientôt dans un profond oubli.

Il fallut, pour l'en tirer, l'apparition de la méthode hypodermique, et quelques résultats encourageants, comme deux de Frémineau, Seemann et Talko (5). C'est alors que Nægele, étudiant l'action de la strychnine sur l'œil malade, reconnut que ce médicament fournissait d'excellents résultats dans les amauroses traumatiques, les amblyopies toxiques, les paralysies essentielles de la rétine et les atrophies papillaires à leur début.

Quaglino (19) et Chisolm (12) citent des guérisons d'hémiralopie par la strychnine. Gori, d'Amsterdam, guérit plusieurs atrophies optiques.

Pour Nagel (22), professeur à l'Université de Tubingue, la strychnine est un aide précieux, qu'il est impossible de remplacer dans le traitement de l'amaurose ; car employée à propos, elle fournit des résultats presque toujours encourageants et parfois même surprenantes. »

Woinow (21), sur 76 amauroses, obtient avec la strychnine 57 guérisons. Hippel (7) sur 33 cas d'atrophie papillaires en guérit ou en améliore d'une facon notable 16. Cohn (6) moins heureux n'a qu'une faible confiance dans la vertu de la strychnine, et soutient que son action est nulle dès que la dégénérescence des nerfs optiques a commencé. Haltenhoff (23) va plus loin, en disant qu'il n'a jamais eu avec la strychnine que des améliorations passagères, et encore, ait-il, n'est-ce pas dans les atrophies papillaires.

Mais Gosetti (13), Beenen (8), Jent, l'ont en grande

estime, ainsi que Emmert qui, à l'imitation de Bretonneau, l'emploie contre l'amblyopie saturnine. Citons les noms de Moeller (15), Narkiewicz, Jodko (16), Fano (17), Dor (18), pour lequel la strychnine, combinée avec l'électrothérapie, joue un rôle considérable dans la thérapeu tique oculaire et enfin Mannhardt (20), dont un article récent dans les Archives d'ophthalmologie de de Graefe nous a été d'un utile secours.

Citons aussi la thèse de Coumetou (1879) et un article de Galezowski dans le Recueil d'ophthalmologie de 1879.

(1) Arch. génér. de médecine, XXII, p. 548.

(2) Gazette des hôpitaux, 1839.

(3) Verlegh. Annales d'oculistique, XI, 43.

(4) Desmares père. Traité des maladies des yeux, t. III, 572, 1858.

(5) Annales d'oculistique, XXXV.

(6) Cohn. Herm. Erfahrungen über die Wirkung der Strychnin auf amblyopische und gesunde augen. Wiener, medic. Woch., 1872.

(7) V. Hippel. Uber die wir kung des Strychnin auf das normale und krauke auge. Berlin, Otto Muller.

(8) Beenen. Einiges ueber die Wirkung des Strychnin. Inaug. Dis., 1872.

(9) Bull. On the treatment of various forms amblyopia. Amer. Journal of med. Sc., april 1872, p. 346.

(10) Taylor. Lancet, 1872, II, p. 838.

(11) Hogg. Clinical Remarks... The medical Press and Circular, 1872.

(12) Chisolm. American Journal of medical Sc., avril 1872. Lancet, 1872. Richmond and Louisville Medical Journ., 1872.

(13) Gosetti. Annali diottalmo, 1872, II, 447.

(14) Emmert. Corresp. Bl., F. Schweizer Aertzte, 1872, 129.

(15) Moeller. Om Strychinins Virkningen imed Amplyopia og amauroren. Med des lelser fra Dr Chrissemens Ojenklinik.

(16) Narkiewicz-Jodko. Ueber Strychnininjection bei amblyogia., Medicyna, 12.

(17) Fano. Traitement de l'amaurose. France méd., 1872.
(18) H. Dor. Arch. oph. de de Graefe, 1879.
(19) Quaglino. Anali di ottalm., III, 24-40.
(20) Mannhard. Arch. d'oph. de de Graefe, 1879.
(21) Woinow. Arch. d'ofth. de de Graefe XVIII.
(22) Centralblatt fur medicin., 1871.
(23) Haltenhoff. La strych., dans la th. ocul. Genève, 1876.

PREMIERE PARTIE.

PHYSIOLOGIE.

La strychnine est un alcaloïde que l'on extrait de la noix vonique. Les diverses espèces du genre STRYCHNOS (St. nux vomica, colubrina, minor, toxifera, Ignatia amara...) la contiennent unie à deux autres alcaloïdes moins importants, la brunine et l'igasurine.

Découverte en 1818 par Pelletier et Caventou, elle se présente sous forme de cristaux blancs prismatiques presque insolubles dans l'eau, peu solubles dans l'alcool et l'éther, précipite presque toutes les bases organiques alcalines et forme des sels (sulfate et chlorhydrate) cristallisables et solubles dans l'eau.

Cet alcaloïde présente des caractères physiologiques très importants et tout à fait particulièrs sur lesquels il est bon de nous arrêter un instant.

« Peu après l'ingestion du poison, le patient éprouve un sentiment de vertige qui rend sa marche moins sûre, puis des douleurs légères et une raideur dans les muscles du cou et dans ceux qui rapprochent les mâchoires. Le pharynx lui-même éprouve un resserrement notable et les muscles de la poitrine et du ventre sont plus raides et moins mobiles que dans l'état normal. Cependant ces phénomènes prennent de l'intensité, et ce qui n'était d'abord que de la raideur prend bientôt le caractère convulsif le plus effrayant.

« D'abord se montrent de petites secousses convulsives

et tétaniques qui ne sont pas sans un peu de douleur et qui passent avec la rapidité d'un éclair. Elles ressemblent assez bien et pour leur durée, et pour la sensation qui les accompagne à des secousses électriques. Mais le mal augmente rapidement. Des secousses tétaniques terribles se succèdent coup sur coup, et semblent se modérer pendant quelques instants pour reparaître plus violentes et plus douloureuses ; les mâchoires sont serrées, la tête est renversée sur l'épine dorsale, les membres thoraciques raidis et tordus dans la pronation, les jambes raidies.

« Bientôt la rigidité tétanique la plus invincible s'empare de tous les muscles de la vie animale ; ceux qui servent à l'acte de l'inspiration participent aussitôt aux mêmes troubles fonctionnels. La respiration ne s'effectue plus que par secousses insuffisantes ; la diminution successive du pouls semble indiquer que le cœur lui-même n'est pas étranger à ces spasmes convulsifs. La mort arrive, précédée d'un instant de profonde stupeur et d'insensibilité complète.

« Durant cette scène horrible, on remarque que la moindre sensation réveille les spasmes et les douleurs, comme cela se remarque d'ailleurs dans le tétanos, l'hydrophobie et dans quelques autres maladies nerveuses.

« Quand la dose du poison a été peu considérable, ces symptômes, après s'être manifestés à un faible degré, s'amendent lentement et, après douze ou vingt-quatre heures, il ne reste plus qu'une fatigue musculaire notable et qui persiste longtemps. »

Tel est le tableau de l'intoxication strychnique tracé de main de maître dans l'ouvrage de Trousseau et Pidoux. Mais à côté de ces effets toxiques, pour la production desquels il suffit d'ingérer 3 à 5 centigr. de strychnine, il y a des effets thérapeutiques dont la connaissance importe bien davantage au praticien. Nous voulons parler dans le cas actuel de l'action de la strychnine sur l'œil normal.

C'est à ce sujet qu'à la suite de Braun, Von Hippel et Galezowski, nous nous sommes livré à quelques expériences dont nous allons indiquer en quelques mots les résultats.

1re EXPÉRIENCE

Au cobaye A, nous injectons dans la région périorbitaire droite 10 centigr. d'une solution au $\frac{1}{50}$ de sulfate de strychnine, c'est-à-dire 2 millig. de substance.

L'examen ophthalmoscopique fait un peu auparavant nous avait permis de voir des papilles ovales rosées, d'où se détachaient 6 à 8 petits vaisseaux.

5 minutes. La papille pâlit, les vaisseaux paraissent plus petits à droite. A gauche, rien.

10 minutes. Papille pâle; les petits vaisseaux ont disparu, les plus gros ont beaucoup diminué de calibre; pupille fortement contractée. A gauche, rien.

20 minutes. Même état à droite. A gauche, légère contraction de la pupille. La papille a pâli.

2 heures. Même état.

4 heures. La papille gauche est revenue à sa dilatation antérieure. La droite n'y est pas encore arrivée. Les vaisseaux ont repris leur calibre normal à gauche; à droite, on commence à les percevoir.

12 heures. Les choses sont sensiblement à l'état normal.

2e EXPÉRIENCE.

Le lendemain, nous injectons au même cobaye 20 centig. dans la région périorbitaire gauche.

5 minutes. Papille gauche pâle ; vaisseaux ténus ; pupille fortement contractée.

La pupille droite se contracte déjà. Agitation de l'animal.

10 minutes. Pupille gauche fermée. A droite, pupille fortement contractée ; fond de l'œil pâle. Contractions violentes des membres; puis, bientôt, mouvements convulsifs.

12 minutes. La pupille droite est fermée. Les convulsions s'accentuent davantage et se succèdent déjà rapidement. A partir de ce moment, les pupilles présentent un degré notable de dilatation. Opistothonos.

15 minutes. Mort.

3e EXPÉRIENCE.

Au cobaye B, nous injectons 5 décigr. au côté droit du thorax.

5 minutes après l'injection , les mêmes phénomènes commencent à se dessiner, mais également accentués des deux côtés.

Lorsque la mort survient, 12 minutes après, il y a résolution musculaire et dilatation pupillaire.

Ces résultats objectifs ne pouvaient nous suffire ; aussi avons-nous essayé sur nous-même l'action de la strychnine ; en cela nous ne faisions qu'imiter Hippel, dont nous avons suivi les préceptes pour l'étude qui va suivre.

Disons tout de suite qu'à part quelques détails, nos résultats sont absolument identiques à ceux du savant allemand.

20 décembre. Avant l'opération :

$$\text{Acuité visuelle : OGS} = \frac{19}{40} \qquad \text{ODS} = \frac{15}{30}$$

La lecture du n° 2 des échelles typographiques de Snellen est facile à une distance de 30 centimètres.

Le n° 1 est lu très difficilement, et encore n'est-ce qu'à une distance de 20 centimètres.

$$\text{Accommodation : OG Pp} = \frac{p}{4,5} \qquad \text{Pr} = \infty$$

$$\text{OD Pp} = \frac{p}{5,5} \qquad \text{Pr} = \infty$$

Champ visuel. L'examen campimétique donne au périmètre chromatique de M. Perrin les chiffres suivants :

Œil gauche.					*Œil droit.*				
Disque	Blanc	Bleu	Vert	rouge	Disque	Blanc	Bleu	Rouge	Vert
D. front.	45	40	35	40	D. front.	45	40	40	40
D. jugul.	75	65	45	50	D. jugul.	65	60	60	50
D. nasal	65	60	40	50	D. nasal	60	55	50	55
D. temp.	85	80	50	60	D. temp.	80	75	70	65

Sensations lumineuses colorées. Ayant pris des papiers colorés mesurant 2 millim. de côté, éclairés par une lampe Carcel ordinaire, nous avons cherché la distance la plus grande à laquelle nous percevions ces couleurs d'une façon distincte, et nous avons trouvé :

Pour le rouge, 3 mètres ;   Pour le vert, $1^m,50$;
Pour le bleu, 2 mètres ;

les papiers étant placés sur fond noir. Placés sur fond blanc, la distance était un peu moindre.

Quant au blanc sur fond noir, nous pouvions le percevoir à une distance de 4 mètres.

Le 20 décembre, à neuf heures du matin, nous nous faisons à la tempe gauche une injection de 5 milligr. de sulfate de strychnine.

9 h. 5 m. Sensation de malaise, vertige assez prononcé, rendant pénible la station debout.

9 h. 15 m. Nous ne remarquons pas de contraction des pupilles.

Acuité visuelle : $SOG = \dfrac{15}{20}$, $SOD = \dfrac{15}{30}$.

Accommodation : OG, $Pp = 3$, $Pr = \infty$, OD, $Pp = 5,5$, $Pr = \infty$.

La lecture à courte distance est plus facile ; c'est ainsi que la lecture du caractère brillant n° 1, très pénible pour les deux yeux avant l'injection, est devenue d'une facilité relative, mais pour l'œil gauche seulement, les choses n'ayant changé en aucune façon pour l'œil droit.

Champ visuel. Resté le même, à peu de chose près pour l'œil droit ; pour l'œil gauche :

	D. blanc.	D. bleu.	D. rouge.	D. vert.
D. frontal	55	55	50	50
D. jugul.	80	80	70	70
D. nasal	70	65	60	60
D. temporal	90	85	80	80

Sensations lumineuses colorées. Les papiers colorés sont vus distinctement aux distances suivantes :

Blanc, 4 mètres. Rouge, $3^m,5$.
Bleu, $3^m,5$. Vert $2^m,5$.

21 décembre. L'examen repris 24 heures l'injection fournit les résultats antérieurs à l'expérience. Toute amélioration avait donc disparu.

Nouvelle injection de 6 millig. de strychnine à la tempe gauche.

Mêmes résultats que la veille. Pas de contraction pupillaire.

22 décembre. Acuité visuelle : $SOG = \dfrac{18}{30}$, $SOD = \dfrac{17}{30}$.

Accommodation : OG=Pr $= \infty$, Pp=4,5, OD Pr=∞, Pp=5,5.

Le champ visuel est sensiblement ce qu'il était le 20 décembre avant l'injection. L'amélioration du sens des couleurs a disparu.

Nouvelle injection, 8 milligr.

Cinq minutes après, vertige prononcé, angoisse, gêne dans la déglutition, raideur de la nuque.

Dix minutes plus tard : $SOG=\dfrac{17}{20}$, $SOD=\dfrac{18}{30}$, OGPr=3, OGPp=4,5.

Lecture du caractère brillant très facile.

Champ visuel de l'œil gauche.					*De l'œil droit.*			
Disque	Blanc	bleu	Rouge	Vert		Blanc	Bleu	Rouge	Vert
F	60	55	50	50		55	50	45	40
J	80	80	70	70		70	65	60	50
N	70	65	60	60		65	55	50	45
T	00	85	80	80		85	75	70	65

Les perceptions colorées semblent beaucoup plus nettes.

L'examen ophthalmoscopique, fait par un de nos amis, ne révèle rien de bien particulier du côté de la rétine. Les vaisseaux semblent avoir conservé leurs dimensions normales.

23 décembre. L'amélioration se maintient.

$$OGS=\frac{15}{20}, ODS=\frac{18}{30}, Pp=3, Pp=4,5.$$

Le champ visuel des deux yeux conserve la même amplitude qu'hier.

24 décembre. Même état. L'acuité visuelle semble avoir diminué un peu.

26 décembre. $SOG=\frac{12}{20}$ $ODS=\frac{15}{30}, Pp=4,5, Pp=5,5.$

Champ visuel revenu à ses limites d'autrefois.

Couleurs perçues comme avant l'expérience

Les vaisseaux semblent avoir conservé leurs dimensions normales.

De ces expériences, nous pouvons tirer les conclusions suivantes :

I. *Pupille*. — De faibles doses de strychnine semblent n'avoir aucune action sur la pupille. Des doses toxiques déterminent, au contraire, une contraction énergique, à laquelle peut succéder, à la période d'asphyxie, de la dilatation. A ce moment, en effet, l'accumulation d'acide carbonique dans le sang excite le grand sympathique qui innerve les fibres radiées de l'iris.

II. *Rétine*. — De fortes doses de strychnine amènent pour la même raison la contraction des vaisseaux rétiniens, d'où anémie papillaire; tandis que de faibles doses n'ont que peu ou pas d'action sur l'élément vasculaire.

Quant à l'élément nerveux, il est impressionné d'une façon très nette et très remarquable par la strychnine, lors même que les doses sont faibles.

Véron.

A. *Acuïté visuelle.* — Augmentation de l'acuité visuelle, se produisant rapidement, et durant plus ou moins longtemps, suivant la dose et le nombre des injections. Cette augmentation se manifeste surtout à l'œil, au pourtour duquel on a fait l'injection; elle se produit 10 à 15 minutes après celle-ci; elle est passagère, si l'on ne fait qu'une injection, et disparaît dans les vingt-quatre heures.

Mais si l'on pratique plusieurs injections, cette augmentation persiste longtemps encore après qu'on a suspendu l'emploi de la strychnine; c'est là un fait auquel nous nous attendions, la strychnine étant, avec les solanées vireuses, de ces médicaments dont l'action s'accumule.

B. *Champ visuel.* — Augmentation du champ visuel rapide et plus ou moins persistante. Cette augmentation, peu notable pour le blanc, l'est davantage pour le rouge et le vert; elle est marquée surtout pour le bleu.

En somme, si l'acuité visuelle centrale a augmenté, l'acuité visuelle périphérique a augmenté davantage encore; les parties centrales de la rétine, ayant toujours une activité fonctionnelle beaucoup plus considérable que les parties périphériques, ne sont pas aussi susceptibles que ces dernières de nouvelles excitations.

C. *Sensations lumineuses colorées.* — Le sens des couleurs devient plus délicat sous l'action de la strychnine; la perception du bleu, puis celle du rouge deviennent beaucoup plus nettes et plus faciles, dans les conditions ordinaires d'éclairage. Les recherches de Landolt et d'A. Charpentier ont, en effet, suffisamment prouvé déjà que les couleurs sont également perçues, dès lors qu'on donne à l'éclairage une intensité suffisante.

Aussi, en faisant des recherches à ce point de vue, laissant un peu la science de côté, nous sommes-nous contentés de données pratiques.

D. *Vision directe.* — L'acuité visuelle centrale ayant augmenté, la vision directe devient évidemment meilleure. '

E. *Vision indirecte.* — Mais, ainsi que nous l'avons vu, l'augmentation de l'acuité visuelle se produisant surtout à la périphérie de la rétine, il s'ensuit que la vision indirecte est très notablement améliorée.

F. *Accommodation.* — Le pouvoir accommodatif a subi, lui aussi, un certain degré d'amélioration.

G. *Action locale.* — Dans toutes nos expériences, la strychnine, injectée au pourtour d'un œil, n'agissait d'abord que sur cet œil et non sur l'autre. Ce n'est qu'à la longue, et lorsque la strychnine était tout entière dans le torrent circulatoire, qu'elle manifestait son action sur le second œil, d'une façon assez légère.

Et, maintenant, la strychnine agit-elle directement sur la rétine, ou bien augmente-t-elle la sensibilité de l'élaboration centrale? C'est là une question que nous hésitons à trancher, nos connaissances sur le centre visuel étant trop incomplètes. Toutefois, nous serions portés à croire qu'elle exeree une action directe sur la rétine, nous fondant pour cela, de concert avec Hippel, sur son action locale.

DEUXIÈME PARTIE.

CLINIQUE.

L'amblyopie (amblyopia, αμ6λυωπια, de αμ6λυς, émoussé, obtus, et ωψ œil) est un symptôme commun à un grand nombre d'affections oculaires. Comme l'étymologie de son nom l'indique, l'amblyopie est caractérisée par un obscurcissement plus ou moins complet d'une partie ou de la totalité du champ visuel ; d'où, impossibilité, ou simplement difficulté de percevoir les objets qui viennent se mettre en rapport avec les parties obscures de ce champ visuel.

Ce trouble est symptomatique de lésions des membranes ou des milieux de l'œil, ainsi que d'altérations directes ou indirectes du sang.

Laissant de côté les amblyopies par lésion des milieux, nous étudierons surtout les amblyopies se rattachant à un trouble du système nerveux sensoriel de l'œil ; car c'est dans ces amblyopies que la strychnine joue un grand rôle, nous en avons déjà donné des preuves physiologiques, nous allons maintenant en donner des preuves cliniques.

L'étiologie, comme aussi la symptomatologie de ces affections est si variée qu'il est très difficile d'établir entre elles des divisions bien nettes. Aussi nous contenterons-nous de les diviser en trois groupes, suivant que la strychnine aura fourni des succès complets, de simples améliorations, ou enfin des insuccès.

En même temps, nous entrerons dans quelques considérations sur les points de contact des amblyopies d'un même groupe, et sur la caractéristique de chacun de ces groupes. De là, découleront, nous en avons l'espoir, des conclusions pratiques d'une certaine utilité.

*I*er *Groupe*

Obs. 1. — Amblyopie sans lésions ni cause connue (Nagel). — Un enfant de 8 ans, ayant eu la rougeole, s'éveille d'un profond sommeil, aveugle des deux yeux. Il ne reste plus qu'un semblant de perceptions lumineuses et de réactions pupillaires. Le fond des deux yeux est normal. La cécité persiste plusieurs semaines. Cependant il y a un léger retour de l'acuité visuelle.

Guérison rapide et complète après quatre injections de strychnine.

Obs. II. — Amblyopie par fatigue (Jacobson). — Jeune dame. Douleurs à l'œil gauche après un travail soutenu : OG $S=\dfrac{1}{7}$; champ visuel rétréci : ODS$=\dfrac{1}{1}$.

Après deux injections de strychnine, le champ et l'acuité visuels gauches reviennent à la normale. Plus de douleurs.

Obs. III. — Amblyopie par anopsie (Woinow). — Homme de 44 ans : SOD$=\dfrac{1}{1}$, SOG $=\dfrac{1}{3}$; paralysie de l'abducteur de l'œil droit, sans aucune altération du fond de l'œil. En traitement depuis huit mois. Pour ne pas voir les objets doubles, il ferme constamment l'œil gauche, qui est le moins bon. Cécité absolue de cet œil. Médication strychnique intus et extra. Au bout de cinq jonrs, $S=\dfrac{2}{5}$, de 7 $S=\dfrac{2}{3}$, et de 14 $S=\dfrac{1}{1}$.

Obs. IV. — Daltonisme et amblyopie (Nagel). — Chez un enfant de 15 ans affecté de daltonisme survient une amaurose unilatérale avec rétrécissement concentrique considérable du champ visuel.

Guérison absolue et durable après deux injections de strychnine.

Obs. V. — Rétinite pigmentaire (Quaglino). — Un garçon de 9 ans, nyctamblyope, devient complètement aveugle après le coucher du soleil : S $\frac{1}{2}$; perception des couleurs ; champ visuel droit rétréci ; pupilles pâles ; artères minces ; veines engorgées ; quelques pigmentations.

Injections de strychnine : quinzième jour, S normal, champ visuel notablement agrandi, l'héméralopie a disparu. La guérison se maintient.

Obs. VI. — Amaurose traumatique (Nagel). — Henri Stückemann est frappé par une balle qui déchire la paupière supérieure gauche et fracasse l'arcade rygomatique de ce côté.

A gauche, abolition complète de la vision ; à droite, perte notable de l'acuité visuelle.

Quatre mois plus tard, guérison presque complète de la plaie ; OD:S=$\frac{1}{4}$.

O G : faibles perception lumineuses la pupille réagit peu. A l'ophthalmoscope, on voit près de la papille un petit corps fusiforme gris bleuâtre ; veines engorgées ; papille rougeâtre avec une suffusion blanche à la partie inférieure.

Injections de strychnine : une demi-heure après la première injection se manifeste une amélioration qui progresse de jour en jour.

Au bout de quinze jours de traitement : champ visuel normal ; caractères brillants de Jæger lus à 7 pouces sans verre.

Obs. VII. — Amaurose traumatique (Werner). — Hermann Werner, de Wernigerode, canonnier, est blessé à l'œil gauche le 17 janvier par un éclat de grenade qui déchire la paupière inférieure et la sclérotique près de son insertion cornéenne.

Aussitôt, abolition complète de la vision de l'œil gauche.

24 février. Les mouvements de la flamme d'une bougie ne sont pas perçus dans une chambre obscure.

Aucune sensation subjective à l'œil gauche ; pupille dilatée réagissant faiblement ; plaie scléroticale cicatrisée ; milieux transparents ; pas d'épanchement sanguin ni d'hémorrhagie. — A droite, affaiblissement de l'acuité visuelle, lecture impossible, anémie de la pupille.

Après trois injections de 2 milligr. de strychnine, le sujet distingue les jardins situés à la base des montagnes, à une demi-lieue de distance.

La pupille, moins dilatée, réagit encore faiblement.

Au bout de trois semaines de ce traitement, guérison complète.

Obs. VIII. — Amaurose réflexe déterminée par une luxation du cristallin droit (Mannhardt). — Un bûcheron de 47 ans a eu, il y a deux ans, l'œil droit blessé par un petit fragment de bois ; depuis deux mois, il se plaint d'un affaiblissement considérable de la vision.

L'œil gauche voit bien. A l'œil droit, luxation du cristallin, partie inférieure de l'iris agitée de tremblement ; OD distingue les doigts à 5 pieds et ne perçoit plus nettement les teintes sombres. Pas de lésion ophthalmoscopique du fond de l'œil. Le champ visuel est rétréci.

Trois injections de strychnine suffisent pour ramener à leur degré normal le champ et l'acuité visuels de cet œil.

Nous pourrions encore citer bon nombre d'observations, où la strychnine a fourni de brillants succès ; mais, outre que toutes ressemblent à celles que nous avons données, ces dernières suffisent amplement pour jeter un nouveau jour sur l'action de la strychnine.

Nous y voyons la strychnine exercer la même action, guérir complètement l'amblyopie sur plusieurs organismes : c'est donc que ces organismes présentaient une lésion de même nature ; aussi avions-nous le droit de réunir en un seul faisceau toutes ces amblyopies, qui, à première vue, diffèrent si fort les unes des autres.

La strychnine limite son action aux altérations de l'appareil nerveux, à l'aide duquel nous percevons les sensations lumineuses, c'est-à-dire aux altérations de la rétine du nerf optique ou du centre visuel, et cette action est d'autant plus prononcée que les lésions sont moindres, et l'examen ophthalmoscopique négatif. C'est là un fait acquis à la science, depuis longtemps déjà, et que l'on peut traduire sous une autre forme, en disant :

Les *amblyopies fonctionnelles*, caractérisées seulement par un trouble de la fonction, et ne présentant aucune lésion matérielle appréciable, guérissent facilement et rapidement par l'emploi de la strychnine ; c'est là ce qui ressort des observations I, II, III, IV et VIII.

Mais, à côté des amblyopies fonctionnelles, nous en rencontrons d'autres, qui, en même temps que le trouble fonctionnel, présentent encore une lésion matérielle appréciable, comme dans les observations V, VI et VII. Seulement, ce qui domine la scène, ce n'est pas la lésion matérielle, mais bien la lésion fonctionnelle.

Généralement, en effet, le processus inflammatoire de la rétinite pigmentaire, et de l'amaurose traumatique, est très léger. Le plus souvent, sa marche est lente ; il s'arrête avant même d'avoir atteint la gaine du nerf optique ; il respecte un grand nombre des éléments rétiniens, et il ne suffit point pour expliquer le haut degré d'amblyopie dont est frappé l'œil malade.

C'est donc qu'il y a à côté de lui un autre élément, la *parésie rétinienne*, qu'il faut mettre au premier plan.

Rien d'étonnant, après cela, que la strychnine réussisse dans la rétinite pigmentaire ou l'irido choroïdite consécutive aux traumatismes oculaires ; on s'attaque, en effet, à la parésie rétinienne, que l'on traite comme toutes les autres parésies par un agent excito-moteur, la strychnine ou l'électricité, ou encore toutes deux à la fois, puisqu'elles excercent la même action sur la rétine.

Quant au processus inflammatoire, on le néglige, sachant d'avance qu'il ne causera pas de grands dégâts, et que ces derniers pourront se réparer facilement : tantôt, en effet, l'élément rétinien n'est atteint que dans les zones périphériques et n'est nullement frappé dans les zones centrales; tantôt la partie centrale est frappée, mais d'une façon légère ; tantôt, enfin, l'inflammation s'arrête, et il y a résorption des produits inflammatoires.

Toutefois, on a vu des cas, où l'inflammation, marchant de la phériphérie au centre, détermine un rétrécissement du champ visuel pouvant aboutir à la cécité absolue ; mais ces cas sont rares, et se font remarquer surtout par l'intensité de l'inflammation et la rapidité avec laquelle elle se propage.

Lors donc qu'on se trouve en présence d'une amblyopie, revêtant un caractère de parésie de la rétine, et sans lésion matérielle notable, on pourra s'adresser hardiment à la strychnine ; car, quoi qu'en ait dit M. Galezowski, l'inflammation de la rétine n'est pas une contre-indication absolue de la strychnine. Au reste, cet ophthalmologiste distingué conseille les injections ou instillations strychniques, dans les amblyopies sans lésion: « Cependant, dit-il, « il ne faut les employer que comme moyen accessoire, et « diriger surtout son attention sur la cause de la maladie. »

Nous nous rangeons volontiers à cet avis; il faut, avant tout, bien étudier son malade, et s'entourer de toutes les précautions qui peuvent assurer un diagnostic; mais, quand, après avoir passé toutes les causes en revue, on n'en a trouvé aucune dans l'étiologie de l'affection et que cette dernière ne se traduit par aucune lésion ophthalmo siopique notable, il faut recourir à la strychnine sans hésitation aucune, puisque c'est le médicament par excellence de ces sortes d'amblyopie.

II⁰ Groupe.

Obs. I. Rétinite pigmentaire (Jacobson). — Rétinite pigmentaire, héméralopie, $S = \dfrac{2}{3}$, champ visuel réduit à un petit cercle. Injection de strychnine ; léger agrandissement du champ visuel, et faible amélioration de l'héméralopie.

Obs. II. — Rétinite pigmentaire (Dor) :

$1^{\circ}\ S = \dfrac{2}{200}$, injection de strychnine, $S = \dfrac{7}{200}$.

$2^{\circ}\ S = \dfrac{5}{200}$, — — $S = \dfrac{12}{200}$.

Obs. III. Chloroïdite disséminée (Bonwetsch et Schmemann). — Femme de 38 ans, souffrant depuis quelques semaines ; plaques de couleur variable à bords pigmentés, situées au voisinage de la tache jaune. Six injections de strychnine ne produisent rien.

Traitement de trois mois par l'obscurité, le sublimé... Rien. La reprise des injections de strychnine amena alors une rapide amélioration : lecture du n° 6 Jæger.

Obs. IV. Choroïdite diminuée (Bonwetsch et Schmemann). — Homme de 56 ans : œil gauche $M = \dfrac{1}{7}$ avec noyaux d'atrophie choroïdienne et amblyopie considérable depuis de longues années ; œil droit pris depuis trois mois.

Injection de strychnine ; au bout de trois semaines, lecture du n° 3 Jæger au lieu du n° 16, avec l'œil gauche.

Obs. V. Atrophie optique (J. Bell Taylor). — Thomas A..., 27 ans, soldat au 4e hussards, est renvoyé du service pour vue défectueuse.

Le 12 juin 1873, il ne peut distinquer, le grand A des caractères de Snellen, n'a plus de perception lumineuse, et ne peut marcher sans guide.

. Mon diagnostic, atrophie blanche du nerf optique, fut confirmé par l'examen que firent mes amis, MM. Bader, de Guy's Hospital, et Brudenell Carter, de Saint-Georges.

Au bout de cinq semaines de traitement par les injections de strychnine, amélioration telle que le malade peut entrer comme groom, chez mon ami, le Dr Forbes, d'Eastwood.

Obs. VI. Amaurause double avec atrophie optique (Lange). — Affection datant de plusieurs années.

Les injections de strychnine raniment la perception de la lumière et des couleurs, mais, par contre, aucune amélioration de l'acuité visuelle.

Obs. VII. Atrophie optique (Jacobson). — Garçon de 9 ans, affecté d'une amblyopie congénitale avec légère atrophie optique; distingue les doigts à 4 pieds. — 5 injections de strychnine. — Il distingue les doigts à 12 pieds; cette amélioration se maintient.

Obs. VIII. Atrophie optique (Lange). — Une jeune fille de 22 ans dit être née aveugle. La lumière est perçue, mais non les couleurs; les pupilles dilatées au maximum ne réagissent pas. Les papilles sont fortement atrophiées avec des vaisseaux très petits. A la périphérie du fond de l'œil, on voit des points noirs isolés; degré notable de nystagmus. On essaie les injections de strychnine *experimenti causâ*.

La première injection détermine déjà de l'amélioration. Après 10 injections, où l'on atteignit la dose de 3 milligr. 5, les doigts sont reconnus. Les injections continuées quelque temps encore, loin d'améliorer l'état de la patiente, le font peut-être empirer. La perception des couleurs n'avait été nullement améliorée.

Obs. IX — Hémiplégie droite et hémiopie (Jacobson). Une dose de strychnine ramène l'acuite visuelle de $-\frac{1}{2}$ à $\frac{1}{1}$. Aucune action sur le champ visuel.

Obs. X. Atrophie tabétique (Hippel). — État plus grave à gauche qu'à droite : $SOD = \frac{1}{19}$, $SOG = \frac{1}{200}$. — 15 octobre 1871 : injection à droite de 1 milligr. 5 de strychnine; $SOD = \frac{1}{5}$ après 15 minutes. — 16 octobre 1871 : injection à gauche à la même dose. $SOG = \frac{4}{200}$. — Jusqu'au 23 octobre, injections quotidiennes. Alors : $SOD = \frac{2}{3}$ SOG $\frac{1}{10}$

Obs. XI. — Atrophie tabétique (empruntée à la thèse du Dr Rouire, 1879. — Chauffard, 42 ans, sous-lieutenant en non-activité.

1865. Conjonctivité gauche durant 6 mois.

1875. Douleurs fulgurantes dans les membres, maux de tête, incertitude dans la marche, sensation anormale du sol, épiphora, lecture difficile.

2 août 1877. Entre au Val-de-Grâce.

$$OG \text{ et } OD, S = \frac{1}{14}.$$

Milieux transparents, image kératoscopique de l'emmétrope.

OD : papille allongée verticalement, nette et transparente, divisée en deux portions, l'une interne rosée, l'autre externe d'un blanc mat nacré; artères filiformes ; veines volumineuses. — OG : id...

Champ visuel considérablement rétréci des deux côtés ; couleurs perçues nettement.

Traitement. — Hydrothérapie, courants continus, strychnine.

8 décembre. $SOG = \frac{1}{7}$, $SOD = \frac{1}{4}$.

15 janvier 1878, Amélioration notable; mouvements plus as- — surés; ni fourmillements ni douleurs fulgurantes. Constipation opiniâtre ; céphalalgie et anaphrodisie peristantes.

$$\mathrm{SOD} = \frac{1}{10}, \mathrm{SOG} = \frac{1}{5}.$$

Les veines, volumineuses encore, ne sont plus flexueuses.

Le champ visuel est agrandi et les couleurs assez bien perçues.

Mars 1878. Les signes de l'atrophie persistent ; la vision périphérique est plus nette que la vision centrale.

La lecture est possible, et la papille plus rosée qu'au mois de janvier

Obs. XIII (communiquée par M. le professeur Chauvel). — Laurens (Gustave), 32 ans, gendarme, d'une constitution forte et d'un tempérament lymphatique, entre au Val-de-Grâce le 8 avril 1880.

Marié depuis trois ans et père d'un petit garçon en bonne santé ; a eu dans sa jeunesse des engorgements ganglionnaires. mais n'a jamais fait de maladie grave. N'accuse aucun antécédent syphilitique ou alcoolique, mais fume beaucoup depuis l'âge de 15 ans.

La vue, toujours excellente, a commencé à baisser en novembre 1879. Tout en continuant son service, il essaie de se soigner chez lui (vésicatoire autour de l'orbite), mais sans aucun succès ; et l'affectation progressant toujours, il se voit forcé d'entrer au Val-de-Grâce le 8 avril 1880.

État du malade le 10 avril 1880. Paupières et conjonctives saines, cornée transparente, iris sain, ouverture pupillaire large, mesurant environ 4 millim. de diamètre ; pupille paresseuse se resserrant très peu sous l'influence de la lumière.

L'examen au miroir permet de constater la transparence des milieux profonds ; on voit, de loin, une image kératoscopique se déplaçant en sens inverse du miroir, et, de près, une image droite de la rétine, à contours vagues, ce qui indique un œil emmétrope. A l'ophthalmoscope, on voit le fond de l'œil un peu pâle, une papille normale et des vaisseaux volumineux et nombreux; en somme, aucune lésion.

Le résultat est le même pour les deux yeux.

Acuité visuelle. Des deux côtés : $= \frac{1}{10}.$

Optometrie. Le malade ne peut nettement distinguer les objets un peu éloignés ; cependant, il lit facilement et sans fatigue. A l'optomètre de M. Perrin, on trouve pour les deux yeux : P = 6 pouces, R = ∞.

Couleurs. Certaines couleurs ne sont pas bien perçues : le violet est pris pour le bleu ; le jaune orangé et le rouge vermillon pour le jaune, et le vert clair pour le blanc. Les teintes sombres ne sont pas perçues.

Champ visuel : le champ visuel présente pour les deux yeux un léger rétrécissement.

	Œil droit.			Œil gauche.		
	Disque blanc.	Jaune.	Rouge.	Disque blanc.	Jaune.	Rouge.
D. frontal..	60	60	35	60	60	35
D. jugal...	70	65	35	70	70	40
D. nasal...	60	50	35	60	50	40
D. tempor.	80	80	60	80	80	60

L'examen des urines, au point de vue du sucre et de l'albumine, n'a rien révélé.

Traitement : abstention du tabac ; injections hypodermiques de sulfate de strychnine.

20 avril. La vue peraît s'améliorer légèrement.

7 mai. Le traitement est suspendu. Malgré la prescription, le malade fume encore, mais beaucoup moins qu'autrefois.

8 mai. Acuité visuelle des deux yeux, $S = \dfrac{1}{6}$.

27 mai. $S = \dfrac{1}{8}$. Le malade commence à distinguer vaguement les tableaux n° 50.

Légère céphalée. Nouvel examen du champ visuel qui n'a snbi aucune altération. Il est à remarquer que le champ visuel est sensiblement égal pour les deux yeux à la couleur blanche, et qu'à l'œil droit, le plus atteint, il se trouve être plus étroit pour les couleurs jaune et rouge, surtout pour la dernière.

28 mai. On reprend les injections de strychnine.

5 juin, $SOD = \dfrac{15}{100}$, $SOG = \dfrac{15}{75}$.

On augmente progressivement les doses de strychnine que l'on porte jusqu'à 6 millig.

7 juin. Apparition d'un adéno-phlegmon de la région cervicale,

qui nécessite la suppression momentanée des injections de strychnine.

16 juin, SOD $= \dfrac{15}{75}$, SOG $= \dfrac{10}{40}$. On reprend [les injections de strychnine.

22 juin. Injections de 9 millig.

27 juin. L'inflammation a disparu grâce à un traitement anti-
phlogistique, et de l'adéno-phlegmon cervical, il ne reste plus que
quelques ganglions tuméfiés, que l'on perçoit encore sous la partie
supérieure du muscle sterno-cléido-mastoïdien ; SOD $= \dfrac{8}{40}$, SOG $= \dfrac{10}{40}$.

Les pupilles sont toujours très larges ; les couleurs sont bien
perçues, sauf le violet qui est pris pour du bleu, et le vert clair qui
est pris pour du blanc.

30 juin. Injection de sulfate de strychnine, 12 milligr. A cette
dose seulement, survient un peu de roideur des muscles de la nuque.

4 juillet. Injection de 10 milligr. État satisfaisant ; l'adénite mas-
toïdienne a presque entièrement disparu.

6 juillet. SOD $= \dfrac{1}{5}$, SOG $= \dfrac{1}{4}$. On continue les injections de strychnine.

12 juillet 1880. Même acuité visuelle que le 6 juillet. A l'optomètre : P $= 8$ p., R $= \infty$.

La perception des couleurs n'est pas encore tout à fait nette pour le
vert clair et le rouge.

Champ visuel sensiblement normal.

Aucune trace de scotome.

14 juillet. Laurent quitte l'hôpital du Val-de-Grâce sinon avec une
guérison complète, du moins avec une amélioration très notable de
son état.

Quant à l'adénite cervicale, elle a disparu, et il ne reste plus
qu'un ganglion roulant sous le doigt.

Obs. XIV. — Amaurose nicotinique (Chisolm).

Un homme de 57 ans arrive, en six mois, à ne plus pouvoir lire,
même avec le secours de verres convexes n° 10. Abusait considérable-

ment du tabac. Grâce aux injections de strychnine, la vue est complètement rétablie au bout de quatre mois.

Obs. XV. — Amblyopie alcoolique (Hippel).

24 septembre 1871. — Emmétropie $S = \dfrac{1}{10}$ à droite et à gauche.

Injection à droite de 1,5 millig. de strychnine. — Dix minutes après, $S = \dfrac{2}{3}$.

Injections quotidiennes.

5 décembre 1871. — $S = \dfrac{2}{3}$.

Obs. XVI. — Amblyopie alcoolique (Haltenhoff).

Au déclin d'une névro-rétinite d'origine alcoolique, traitée par les saignées aux tempes, les pédiluves, le mercure, les purgatifs, le régime et l'obscurité, chez un brigadier de gendarmerie, la vision déjà améliorée monta rapidement de $S = \dfrac{15}{60}$ à $S = \dfrac{16}{30}$ sous l'influence de deux ou trois injections de strychnine.

Le même auteur a noté « un effet analogue chez un paysan atteint d'amblyopie avec congestion papillaire causée probablement aussi par l'abus du vin blanc ».

Dans ces diverses observations, nous voyons la strychnine produire presque toujours une amélioration plus ou moins considérable de l'amblyopie, mais jamais de guérison complète.

Si on s'en rapportait seulement à ces observations, on serait tenté d'attribuer à la strychnine une vertu toute particulière dans l'atrophie optique. Certes, Hippel a eu le bonheur d'améliorer 26 atrophies optiques sur 33, et il a conclu de concert avec Cohn que dans l'atrophie c'était un médicament excellent, s'opposant à la marche envahissante de l'affection et relevant extérieurement l'acuité visuelle. Mais il y a pour lui une condition à tout cela : il faut que les perceptions lumineuses ne soient pas complètement abolies et que l'affection primordiale soit en voie de décroissance. D'après le même auteur, l'hémiopie et la dégénération plus ou moins complètes des fibres nerveuses seraient des contre-indications de la strychnine dans l'atrophie optique.

Berger, sur 29 atrophies, n'obtint que 9 améliorations, résultats contractant fortement avec ceux de Hippel.

Plus tard, dans les essais qu'il fit avec Rothmund, il fut moins heureux encore.

Combien d'autres insuccès ne pourrions-nous encore signaler !

Ce n'est pas à dire toutefois qu'il ne faille employer la strychine dans l'atrophie optique. Il faut pour cela savoir attendre la dernière période de l'affection ; lorsque celle-ci est devenue chronique et que les phénomènes d'inflammation sont remplacés par des phénomènes de dégénération, on peut employer la strychnine pour rétablir une fonction affaiblie, et rendre à des fibres nerveuses parésiées toute leur vitalité. Telle est l'opinion de J. Manhardt, et les faits viennent la confirmer ; car de deux choses l'une, les atrophies optiques améliorées par la strychnine étaient ou peu intenses, ce qui nous ramène aux affections du groupe précédent, ou bien intenses à leur début, elles ne furent traitées par la strychnine qu'à la deuxième période, et c'est là précisément le fait des observations que nous avons rapportées ; aucune, en effet, ne présentait un degré d'inflammation bien marqué.

Le glaucome s'accompagne tardivement, il est vrai, d'atrophie optique à forme chronique. Hippel traita 5 glaucomes par les injections de strychnine : l'un présenta une amélioration légère, deux autres une amélioration très faible ; chez les deux derniers, les résultats furent négatifs.

L'inanition et les hémorrhagies produisent des lésions du fond de l'œil peu appréciables, mais se traduisant souvent par une amblyopie assez marquée, contre laquelle la strychnine est efficace. Mais lorsque l'hémorrhagie est considérable, elle peut déterminer alors une atrophie optique contre laquelle la strychnine échoue presque toujours Toutefois, lorsqu'on se trouve en présence d'une amblyopie consécutive à une hémorrhagie, il est très rationnel, et l'on se trouve presque toujours bien d'employer la strychnine. C'est ainsi que Manhardt obtint la guérison rapide d'un scotome central survenu à la suite d'une hémorrhagie abondante.

Nous ne dirons qu'un mot de la myopie et de l'"hypermétropie avec amblyopie : la strychnine réussit rarement dans ces cas, et ce qu'il y a de mieux à faire, c'est évidemment d'employer des verres correcteurs.

Les amblyopies chroniques par intoxication (alcoolique, nicotinique, saturnine et quinique) se trouvent généralement bien de l'emploi de la strychnine. On a dit que, pour les guérir, il fallait supprimer l'usage d'alcool, de tabac, et employer certains moyens tels que la diaphorèse dans l'amblyopie saturnine, ou les émissions sanguines locales dans l'amblyopie quinique. Ces moyens sont excellents, nous l'admettons ; mais l'emploi de la strychnine combiné avec ces différents traitements rend la guérison beaucoup plus assurée et plus rapide.

IIIe Groupe.

Obs. I. — Atrophie optique, recueillie au Val-de-Grâce dans le service de M. le professeur Perrin, par le Dr Dzievonski, chef de clinique ophtualmologique.

R..., capitaine au 72e d'infanterie, entre au service dans le courant de 1878, pour un affaiblissement progressif et prononcé de son acuité visuelle. A eu la syphilis.

Janvier 1878. SOD $= \dfrac{1}{6}$.

OG distingue confusément les objets.

Altération du sens des couleurs. — Le vert est vu gris ; le violet, bleu ; le rouge, jaune : le jaune et le bleu seuls sont bien perçus. L'œil gauche reconnaît à grand'peine le jaune et le bleu.

Champ visuel de l'œil droit.

	Blanc.	Bleu.	Jaune.
Diamètre frontal.	25	20	20
— jugal.	60	45	40
— nasal.	55	55	55
— temporal.	5	5	5

A *l'ophthalmoscope*, teinte gris bleuâtre généralisée de la papille, artères petites à gauche.

A droite, papille pâle, vaisseaux papillaires sinueux.

Traitement : Injections de strychnine depuis le 8 décembre 1878 et frictions mercurielles.

27 janvier. La strychnine est suspendue.

7 février. Injection de 2 cent. de pilocarpine. Sudation énergique. Salivation abondante.

8 février. Idem.

9 février. SOG $< \dfrac{1}{200}$. Les doigts sont à peine distingués. SOD $= \dfrac{1}{8}$.

Le champ visuel est rétréci notablement pour les couleurs ; cependant on a, pour le blanc :

Diamètre frontal,	30	Diamètre nasal,	60
— jugal,	75	— temporal,	12

18 février. La vue de M. R... baisse toujours. SOD $= \frac{1}{10}$.
SOG $= 0$.

Le champ visuel ne mesure plus comme diamètre que F. 30, J. 80, N. 60, T. 5.

Scotome à l'angle jugal.

15 mars. SOD $= \frac{1}{18}$. Traitement mixte.

4 avril. S $= \frac{1}{50}$.

25 avril. S $= 0$.

Le capitaine R... ne distingue plus rien, sinon le jour de la nuit.

Les objets lui apparaissent confusément à travers un voile nuageux brillant.

L'ophthalmoscope ne révèle aucune nouvelle altération du fond de l'œil.

Obs. II. — Atrophie optique (recueillie au Val-de-Grâce, dans le service de M. le professeur Perrin, par le Dr Dzievonski, chef de clinique ophthalmologique).

M. M..., capitaine, 43 ans.

De 1860 à 1864, abuse du tabac et de l'absinthe.

1867. Chancre induré à la verge, plaques muqueuses à la gorge; peu d'autres accidents.

1870. Souffre beaucoup de l'humidité à Metz.

Mai 1878. Coup de baguette sur l'œil droit, déterminant des douleurs profondes et du larmoiement pendant quinze jours.

Juin 1878. Gêne de la vue, éblouissements, douleurs périorbitaires.

Septembre 1878. Affaiblissement notable de l'acuité visuelle. M. le médecin-inspecteur Perrin conseille à M. M... de suivre un traitement mixte.

Février 1879. Affaiblissement progressif, mouches volantes, douleurs périorbitaires, mouvements convulsifs et contractions de la main et de l'avant-bras, insomnie et céphalalgie.

Entre au service dans le courant de juin 1879.

M. M... a la vue très faible et reconnaît vaguement les objets.

L'éclairage oblique permet de constater à l'œil droit une opacité cristallinienne blanchâtre, superficielle, quadrangulaire, et occupant le tiers supérieur du cristallin. On ne remarque rien à l'œil gauche. Léger strabisme divergent.

L'examen au miroir ne donne pas de résultats bien nets à l'œil droit à cause de l'opacité indiquée plus haut. Cependant, on arrive à distinguer la papille, laquelle est blanc grisâtre, irrégulière, allongée, fortement excavée à son centre. Vaisseaux ténus, zone péripapillaire nette.

A l'œil gauche, la papille est d'un blanc éclatant, ronde et régulière, à bords nets, et excavée. Vaisseaux coudés au niveau de la papille, artères pâles et grêles, veines congestionnées.

Traitement : Injections de strychnine portées de 1 milligramme à 10.

20 septembre. S = nulle ou très faible.

Obs. III. — Atrophie optique (recueillie au Val-de-Grâce, dans le service de M. le professeur Perrin, par le Dr Dzievonski, chef de clinique ophthalmologique,

M. P..., capitaine au 116e de ligne, 39 ans. Pas d'antécédents héréditaires.

N'est affecté ni de rhumatisme ni de goutte; pas d'alcoolisme, mais syphilis contractée au Mexique.

Le début de l'affection remonte au mois d'août 1858. A cette époque, M. P..., qui s'occupait beaucoup de travaux typographiques, remarqua que sa vue baissait très rapidement. En octobre 1878, M. Perrin lui ordonne des douches et des exercices hygiéniques. La vue baissant de plus en plus, au mois de janvier 1879, M. P... entre à l'hôpital de Belle-Isle, d'où il est évacué, le 6 mars, sur le Val-de-Grâce.

8 mars 1879. Céphalalgie persistante, éblouissements, douleurs erratiques dans les membres inférieurs, fourmillements dans les extrémités, marche normale, sensibilité intacte, érections continuelles pendant la nuit, plaques muqueuses sur les bourses.

S = 0. Le jour est à peine distingué de la nuit.

L'examen des yeux ne révèle rien à l'éclairage oblique.

Image kératoscopique des myopes. Myopie faible (le malade portait autrefois du n° 16).

A l'ophthalmoscope : O. D., papille allongée irrégulière, ovalaire, à grand axe vertical. En dessous, léger staphylome longitu-
dinal. Atrophie péripapillaire caractérisée par la dépigmentation choroïdienne.

Papille blanche en dehors, un peu plus grise en dedans ; lame
criblée et zone des fibres ne formant qu'une seule et même masse
blanc bleuâtre. Pas d'infiltration œdémateuse périphérique. Artères
atrophiées, presque imperceptibles. Veines grosses.

O. G.. Papille ovalaire à grand diamètre, sensiblement vertical, en
forme de haricot à hile externe, bordée en dehors d'un staphylom,
au 1er degré, parfaitement défini. Aspect uniforme moins blanc.
Artères imperceptibles. Veines tortueuses et congestionnées.

Traitement : Injections de strychnine suspendues au bout de peu
de temps. Elles n'ont produit aucune amélioration.

Obs. IV. — Atrophie optique, communiquée par M. le professeur
Chauvel.

Au mois de juillet 1878, M. Ducambon suivait, comme officier de
l'Ecole supérieure de guerre, les manœuvres du camp de Moucon,
près de Vannes. Cet officier jouissait alors d'une excellente santé ; il
est d'ailleurs de constitution robuste, sa vue était assez bonne (myopie peu prononcée, n° 16). Au camp, il couchait sous la tente où
règnait une humidité assez grande.

Le cinquième ou sixième jour, après son arrivée au camp (28
juillet 1878), à son réveil, il est frappé brusquement d'un trouble de
la vision de l'œil droit : il ne percevait les objets extérieurs qu'à travers un brouillard assez épais. L'œil gauche était hors d'atteinte.

Cet état s'accentue de jour en jour sans empêcher toutefois
M. Ducambon de faire son service. Au bout de six mois, il consulte
MM. Galezowski et Abadie ; ce dernier institue le traitement sui-
vant :

Injections de sulfate de strychnine, 1 mill., puis 2 mill.

Electricité à courants continus.

Iodure de potassium, 1 gr. par jour.

Au bout de deux mois de ce traitement, l'affection restant station-
naire, M. Ducambon prend un congé de convalescence de trois
mois.

Mars 1879. L'officier rejoint son corps. Aucune amélioration.

Juillet 1879. Affaiblissement analogue de l'œil gauche. Dans le champ visuel de ce côté, répondant au côté externe, point vert grisâtre, lueurs, étincelles.

En même temps, le champ visuel s'obscurcit en commençant par la partie supérieure et externe. Cet obscurcissement progresse peu à peu vers la partie interne et inférieure.

Le traitement du Dr Abadie est repris une fois encore, mais toujours sans succès ; et le 12 mars 1879, M. Ducambon se présente au Val-de-Grâce, à la visite de M. le professeur Chauvel.

Il résulte de l'examen fait à cette époque, que :

Œil droit ; Le malade distingue encore la lumière du jour, la flamme d'une lampe à la distance de deux pieds, dans toutes les directions. Pas de lésions de l'hémisphère antérieur, des milieux, pupille mobile et contractile.

A l'examen ophthalmoscopique, myopie légère, atrophie blanche de la pupille, diminution très sensible du calibre des artères, pas de lésions choroïdiennes,

Œil gauche : Le champ visuel est conservé dans la partie interne et inférieure, et considérablement obscurci dans la partie externe et supérieure. Il y a commencement de décoloration de la papille avec anneau d'atrophie périphérique.

Pas de lésions de la choroïde ni des milieux.

Traitement : Onctions mercurielles, 4 gr. Iodure de potassium, 2 gr. 5. Douche en pluie générale.

13 mars. Examen campimétrique fait avec le périmètre de M. Perrin.

Œil gauche.	Disque blanc.	D. bleu.	D. vert.	D. rouge.
Diamètre frontal.	0	0	0	0
— jugal.	65	60	65	70
— nasal.	30	30	55	45
— temporal.	20	0	9	0

Acuité visuelle : SOD $= \dfrac{2}{200}$, SOG $= \dfrac{15}{200}$.

19 mars. Le malade ressent quelques effets de la médication à laquelle il est soumis. (Léger degré d'amélioration ?)

20 mars. Sensations subjectives dans l'œil droit.

30 mars. On adjoint au traitement institué, à l'entrée, des injections de sulfate de strychnine, 2 millig.

2 avril. Injections de 4 millig. de strychnine.

5 avril. Un peu d'amélioration de l'œil droit.

6 avril. Injections de 5 millig.

9 avril. Le malade accuse une perception du vert dans la partie obscure du champ visuel de l'œil gauche.

Injection de 7 millig.

12 avril. 8 millig.

13 avril. Le champ visuel a diminué à l'œil gauche.

Diamètre frontal.	0	Diamètre nasal.	50
— jugal.	60	— temporal.	30

Le champ visuel du rouge et du noir est très petit.

Du côté externe, le malade voit en blanc la couleur bleue.

15 avril. Injection de 8 millig. de strychnine.

16 avril. Id. Bâillements, contractions dans les mâchoires, faiblesse dans les membres. Lueurs dans les deux yeux.

Même traitement.

Le malade, revu le 23 mars 1880, est toujours dans le même état, malgré le traitement anti-phlogistique et les injections de strychnine.

Examen campimétrique de l'œil gauche.

	Disque blanc.	D. bleu.	D. rouge.
Diamètre frontal.	0	0	0
— jugal.	70	60	55
— nasal.	30	30	20
— temporal.	30	30	20

Le champ visuel a donc considérablement diminué encore depuis le 13 avril.

Obs. V. — Amblyopie double. Atrophie optique. Observation personnelle recueillie dans le service de M. le professeur Chauvel.

M. Ribierre, 33 ans, lieutenant au 68e d'infanterie de ligne, de constitution robuste et d'un tempérament lymphatico-sanguin, entre au Val-de-Grâce le 17 novembre 1880.

A toujours joui d'une excellente santé et n'a fait aucune maladie.

Pas de traces de rhumatisme, aucun antécédent syphilitique. Le malàde n'a fait aucun abus alcoolique et fume très peu.

Pas d'antécédents héréditaires. Tout le monde jouit, dans sa famille, d'une vue parfaite.

Quant à lui, sa vue avait toujours été bonne ; et ce n'est qu'au mois d'août dernier qu'il remarquait un léger affaiblissement de la vision de l'œil droit, affaiblissement léger qui n'entravait en rien son service, et lui permit de suivre les grandes manœuvres de 1880. Mais à cette époque, l'œil gauche se prit à son tour ; et l'affection suivit une marche rapide et progressive, qui détermina l'entrée de M. Ribierre au Val-de-Grâce, le 17 novembre 1880.

Etat du malade le 20 *novembre* 1880. — L'examen des parties extérieures de la vision ne montre rien de particulier ; pupilles larges, fortement dilatées, réagissant faiblement sous l'influence de la lumière.

A l'examen avec *le miroir*, on constate une parfaite transparence des milieux ; image kératoscopique se mouvant en sens inverse du miroir, image droite mais confuse de la rétine ; donc emmétropie.

A l'*ophthalmoscope* : Papille légèrement pâle et anémiée. Artères ténues, se distinguant facilement, toutefois.

En somme, lésions peu accusées.

Acuité visuelle : La lecture est impossible ; l'acuité visuelle, prise avec les tableaux de Snellen, donne :

$$\text{ODS} < \frac{1}{200}, \quad \text{OGS} = \frac{4}{200}.$$

L'*optométrie* ne donne aucun résultat avec une acuité visuelle aussi faible.

Couleurs : On remarque un certain degré de dyschromatopsie : le vert clair est vu blanc, et le rouge jaune orange ; quant aux autres couleurs, elles sont perçues nettement, mais à la condition d'être claires, les teintes sombres n'étant nullement distinguées.

Le *champ visuel*, mesuré au périmètre chromatique de M. Perrin, donne les résultats suivants :

	OEil droit.				OEil gauche.			
	Disque blanc.	Disque bleu.	Disque rouge.	Disque vert.	Disque blanc.	Disque bleu.	Disque rouge.	Disque vert.
D. frontal.	70	65	60	50	70	65	65	60
D. jugal.	70	60	55	45	70	65	60	55
D. nasal.	60	55	55	45	65	60	55	50
D. temporal.	90	80	75	70	90	90	80	80

A l'œil droit, sur un diamètre (65) intermédiaire aux diamètres frontal et nasal, nous trouvons un petit scotome, décelé par le disque rouge, et s'étendant de 45° à 50°.

L'examen des urines ne révèle aucune trace d'albumine, de sucre ou d'un excès de phosphate.

Traitement : Frictions mercurielles, iodure de potassium à l'intérieur, et injections hypodermiques de sulfate de strychnine.

25 novembre. 1° Injections de strychnine (3 millig.), et frictions mercurielles avec iodure de potassium.

26 nov. Id. Pour le reste, id.

27 nov. Id. 4 millig. de strychnine. Id.

28 nov. 5 millig. Id.

29 nov. 6 millig. Id.

30 nov. 7 millig. Id.

1er décembre. 7 millig. Id.

2 déc. 8 millig. Id.

3 déc. 8 millig. Id.

4 déc. 9 millig. Id.

5 déc. 9 millig. Id.

6 déc. 10 millig. Id.

A ce moment, on remarque, au niveau des points où avaient été pratiquées les injections, une inflammation intense du tissu cellulaire sous-cutané avec induration et douleur très prononcées.

La pupille est moins dilatée et réagit plus facilement et plus rapidement sous l'influence de la lumière.

Le malade prétend distinguer plus nettement les objets. Cependant, son acuité visuelle n'a pas sensiblement augmenté :

$$\text{SOD} = \frac{1}{200}, \quad \text{SOG} = \frac{3}{100}.$$

u 7 au 11 décembre inclusivement, on continue les injections de strychnine à la dose de 10 millig.

On les suspend le 11 décembre, tout en continuant les frictions mercurielles et l'administration d'iodure de potassium.

Examen campimétrique.

	Œil droit.		Œil gauche.	
	D. blanc.	D. vert.	D. blanc.	D. vert.
Diamètre frontal.	70	60	70	60
— jugal.	65	55	70	50
— nasal.	55	50	60	50
— temporal.	90	80	90	80

Le champ visuel, légèrement rétréci pour le blanc, aurait donc gagné en étendue pour le vert, qui est vu blanc sale.

Lecture toujours impossible.

10 déc. Suspension des frictions mercurielles.

12 déc. Electrothérapie.

Iodure de potassium à forte dose (5 gr. 50).

23 déc. Lecture impossible.

Acuité visuelle. $\text{SOD} = \frac{1}{100}$, $\text{SOG} = \frac{3}{100}$. Le vert commence à être perçu.

A l'ophthalmoscope, on voit, à l'œil gauche, une papille pâle blanche, comme nacrée, d'où se détachent des vaisseaux grêles et flexueux.

A l'œil droit, même état ; de plus, trouble diffus de la papille, dont la partie inférieure est entourée par un léger dépôt de pigment. A cet endroit, artères moins nettes et moins volumineuses.

Nous assistons donc au développement d'une atrophie optique.

27 déc. Iodure de potassium.

Injections de strychnine, 2 millig

28 déc. 2,5.

29 déc. 5.

5 janvier. 11.

Légère amélioration de l'acuité visuelle; le vert est distingué.

15 février. L'amélioration a disparu ; la vue de M. Ribierre est toujours mauvaise, malgré le traitement strychnique.

Obs. VI (personnelle, recueillie dans le service de M. le professeur Chauvel).— Rétinite albuminurique ; atrophie optique. M. François, médecin-major de 1re classe, 53 ans, d'une constitution forte et d'un tempérament lymphatico-sanguin. Son père, arthritique, est mort d'une hémorrhagie cérébrale.

M. François ne présenta aucun antécédent morbide jusqu'en 1858. A partir de ce moment, il fut atteint tantôt de dysenterie (1858, sud de l'Algérie ; 1861, camp de Sathonay ; 1864, Bordj), tantôt de rhumatisme articulaire, généralement suraigu (1864, Bordj ; 1866, Lyon ; 1868, Marsal ; 1870, 1872, 1874, 1875, 1878).

10 juin 1880. A la suite d'une nuit passée en chemin de fer, il ressentit quelques douleurs dans la région lombaire et, peu de jours après, la vue de l'œil droit se perdait, tandis que celle de l'œil gauche baissait notablement. Jusqu'alors il avait joui d'une vue excellente ; cependant, il dit avoir eu auparavant quelques éblouissements dont il ne s'était nullement préoccupé.

Un de ses collègues l'ayant examiné, diagnostiqua une névro-rétinite, et peu après, M. Abadie, au simple examen ophthalmoscopique, reconnaissait une rétinite albuminurique : l'analyse des urines, plusieurs fois répétée, confirma ce diagnostic. Si nous joignons à ces symptômes les suivants : miction fréquente, polyurie, dyspepsie, légère dilatation du cœur avec palpitations, doulenrs lombaires et prostration considérable, nous aurons un tableau complet de l'affection.

Traitement : diète lactée exclusive et prolongée, bains de vapeur, iodure de potassium, cataplasmes sinapisés sur les régions rénales. Ce traitement fut suivi pendant quatre mois environ.

Bientôt, l'albuminurie disparut, les forces revinrent et l'état général s'améliora, mais les lésions oculaires persistent.

M. François se décida à entrer au Val-de-Grâce le 19 septembre 1880.

30 septembre 1880. État général excellent ; les fonctions s'accomplissent bien, les troubles rénaux ont disparu et l'on ne trouve plus aucune trace d'albuminurie.

Un premier examen superficiel de l'appareil de la vision ne décèle rien d'anormal du côté des paupières ou des conjonctives ; la pupille dilatée réagit facilement à la lumière ; les milieux profonds sont transparents. Image kératoscopique se déplaçant en sens inverse du miroir, et image droite confuse de la rétine, caractères de l'œil emmétrope.

A l'ophthalmoscopé : œil droit sain.

.Œil droit : papille pâle nacrée, à bords réguliers, à excavation centrale ; vaisseaux petits ; les artères sont très ténues et ont disparu ; en certains endroits, les veines ont un volume à peu près normal et présentent de nombreuses flexuosités. Au niveau de la tache jaune, on perçoit deux petites plaques blanchâtres triangulaires, grosses comme deux grains de mil, et opposées par leur sommet.

Acuité visuelle : $SOG = \dfrac{1}{1}$, $SOD = \dfrac{4}{200}$.

L'œil gauche distingue nettement les couleurs ; l'œil droit, au contraire, ne fournit aucune perception colorée.

Champ visuel pour le blanc.

Diamètre.	OEil droit.	OEil gauche.
Frontal. . . .	60	55
Jugal.. . . .	15	65
Nasal.. . . .	45	50
Temporal. .	75	85

Le rouge donne à droite : 40, 5, 30, 45.

L'examen au périmètre chromatique de M. Perrin décèle un petit scotome central mesurant :

Diamètre frontal......		12
— jugal		5
— nasal.......		0
— temporal....		10

Le traitement institué par M. le professeur Chauvel consiste en :

Électricité à courants continus, le pôle + placé sur la nuque, le pôle — sur l'œil droit, deux séances d'une demi-heure par jour, et sulfate de strychnine en injections hypodermiques dans la région pério-orbitaire droite.

13	octobre. Inject. de 1 millig. de strychnine.
14	— — 4 —
15, 16 et 17	— — 5 —
18	— — 6 —
19	— — 7 —

On arrive ainsi progressivement le 24 octobre à la dose de 11 milligr. qui détermine un peu de vertige.

25 octobre, 11 milligr. Vertiges prononcés, angoisse, puis constriction des mâchoires et raideur de la nuque.

26 et 27 octobre, 6 milligr.
28 et 29 — 7 —

Le 5 novembre, on arrive à 12 milligr. et on suspend la strychnine pour la reprendre le 14 novembre : on commence par 4 milligr. et le 24 on atteint la dose de 11 milligr. Une fluxion dentaire intercurrente oblige de nouveau à suspendre la strychnine.

6 décembre. On reprend la strychnine, 5 milligr.

14 décembre. La dose est de 10 milligr. Constriction des mâchoires, angoisse prononcée. On continue les injections, mais seulement à la dose de 9 milligr.

6 décembre. $SOD = \dfrac{6}{100}$.

Champ visuel pour le rouge : F. 60, J. 10, N. 15, T. 60.

Le scotome central persiste avec les mêmes dimensions. L'œil droit commence à percevoir vaguement les couleurs. M. François présente en même temps un degré très notable de micropie.

19 décembre. Injection de 12 milligr. déterminant quelques légers accidents.

On maintient la dose jusqu'au 31 décembre.

24 décembre. $SOD = \dfrac{7}{200}$.

Champ visuel pour le blanc : F. 65, J. 15, N. 20, T. 75.
Champ visuel pour le rouge : F. 60, J. 12, N. 15, T. 60.

Le scotome semble avoir un peu diminué d'étendue.

L'examen ophthalmoscopique ne révèle rien de particulier. Les deux taches de la macula, bien que difficiles à percevoir maintenant, persistent ; on aperçoit un peu mieux les vaisseaux papillaires ; quant à la papille, elle présente toujours son aspect blanc nacré brillant, mais avec un léger trouble diffus. A sa partie inférieure, masse pigmentaires l'entourant, et ne permettant pas de voir les artères d'une façon aussi nette qu'à la partie supérieure. La micropie a disparu.

3 janvier 1881. $SOD = \dfrac{10}{200}$.

M. François distingue nettement déjà les objets avec leur coloration naturelle. Le champ visuel a augmenté d'une façon notable.

	Pour le blanc.	P. le bleu.	P. le rouge.
Diamètre frontal.	70	65	60
— jugal.	18	15	15
— nasal.	55	50	45
— temporal.	90	80	80

Quant au scotome central, il a disparu, et à l'endroit du champ visuel correspondant, on ne trouve plus qu'un léger obscurcissement dans la vision.

On ne constate plus de micropie.

10 janvier, On reprend la strychnine, 8 millig.

12. 9 millig.

14. 10 millig.

On la maintient à cette dose jusqu'au 20 février.

20. On ne remarque plus aucune amélioration de la vision chez le malade, si légère soit-elle.

Son état reste le même jusqu'à sa sortie du Val-de-Grâce, le 10 février 1881.

En somme, amélioration très faible de l'acuité et du champ visuels ; nous autorisant à ranger cette observation parmi les insuccès de la strychnine.

Obs. VII. — Tumeur cérébrale. Névrite optique. Amaurose double. (Observation personnelle, recueillie dans le service de M. le professeur Chauvel.)

Lecorre (Fr.), 26 ans, incorporé le 20 décembre 1876 au 19e escadron du train d'artillerie, entre au Val-de-Grâce le 21 décembre 1880. D'une bonne constitution et d'un tempérament lymphatico-sanguin, Lecorre exerçait, avant son incorporation, la profession de charron.

Lorsqu'on l'interroge, il ne fournit aucun antécédent héréditaire ; toutefois, ses frères et sœurs, bien portants, jouissent d'une vue excellente.

Quant à lui, il n'aurait jamais fait de maladie grave, il n'aurait aucun antécédent scrofuleux alcoolique ou syphilitique, et aurait toujours joui d'une bonne vue.

Dans le courant de juillet 1880, il commença à souffrir d'une céphalalgie intense, occupant surtout les régions frontale et temporale, et produisant une insomnie persistante.

Au mois d'août, il eut un tremblement du côté droit, ne s'accompagnant ni de convulsions, ni de contractures, ni de perte de connaissance, et se produisant par crises, qui revenaient sept à huit fois dans la journée. En même temps il y avait un peu de parésie du côté droit, mais sans perte ni même diminution de la sensibilité. Sa vue baissait progressivement avec une rapidité telle, que le 1er septembre elle était abolie.

Entré au Gros-Caillou le 7 août, il le quittait le 1er septembre pour entrer au Val-de-Grâce dans un service de médecine. Ce n'est que le 21 décembre, enfin, qu'on le fit entrer pour son affection oculaire à la clinique ophthalmologique de M. le professeur Chauvel.

Etat du malade le 22 décembre 1880 :

Lecorre ne voit rien, pas même les mouvements d'une lampe placée devant lui. Pupilles dilatées, non contractiles. Taie périphérique de la cornée gauche, remontant à une époque lointaine. Ligne opaque sur la cristalloïde antérieure de l'œil gauche.

Milieux transparents, images kératoscopique et rétinienne de l'œil emmétrope.

A l'ophtalmoscope, on voit, à gauche, une papille nacrée chatoyante, à bords mal délimités. Les artères ne peuvent être perçues, même à l'image droite ; quant aux veines, on aperçoit deux gros troncs flexueux, congestionnés, se détachant de la papille. La rétine présente une coloration rose faible.

A droite, mêmes symptômes, mais moins prononcés, S = 0.

Traitement : Les injectious hypodermiques de sulfate de strychnine ne produisent aucune amélioration.

Résumons en quelques mots les conclusions que l'on
peut tirer de ce groupe d'observations, et nous aurons les
contre-indications de la strychnine dans l'amblyopie.

Nous avons vu plus haut que la strychnine réussissait
très bien dans les amblyopies fonctionnelles ; il n'en est
plus ainsi lorsqu'on a affaire à des *amblyopies purement
matérielles*, caractérisées par une lésion profonde, appréciable à l'ophthalmoscope du système nerveux sensoriel
de l'œil.

Dans la *rétinite pigmentaire*, à marche rapide, elle échoue
complètement. Cette affection, lente dans le jeune âge,
progresse souvent très vite chez l'adulte, de l'ora serrata
au pôle postérieur de l'œil. L'héméralopie s'accentue de
plus en plus ; bientôt le malade ne distingue plus que les
objets fortement éclairés ; et, caractère qui faisait défaut
dans la rétinite pigmentaire justiciable de la strychnine,
le rétrécissement du champ visuel va de pair avec l'affaiblissement de l'acuité visuelle.

Dans la *névrite optique*, on n'a obtenu jusqu'ici que des
insuccès, témoin les résultats de Hippel et de Berger, et
notre observation V, qui au début était très probablement
une névrite optique. On cite quelques cas exceptionnels
où la strychnine a réussi, mais ils sont très rares. « J'ai vu,
dit Mannhardt, une méningite s'accompagnant de névrite
optique descendante progresser rapidement et être suivie
d'une atrophie blanche. Malgré la marche aiguë de l'affection, malgré l'atrophie, l'acuité visuelle redevint normale
sous l'influence de la strychnine.

Ces succès sont rares, avons-nous dit ; aussi n'autorisent-ils nullement l'emploi de la strychnine dans la névrite optique.

Dans l'*atrophie optique progressive*, l'acuité visuelle très faible se relève généralement un peu sous l'influence de la strychnine; et certains auteurs, se fondant sur le fait de cette légère amélioration, l'ont conseillée, afin, disent-ils, de conserver aux quelques fibres nerveuses qui restent intactes un fonctionnement à peu près normal, et empêcher leur vitalité de se perdre complètement. A la vérité il se produit presque toujours une légère amélioration ; mais, outre qu'elle est très faible, elle est passagère, et la strychnine ne peut rien pour arrêter la marche fatalement progressive de cette affection.

Bien plus, dans certains cas, loin d'améliorer l'affection, la strychnine ne fait que l'aggraver; on a vu en effet des atrophies optiques, à marche très lente, évoluer plus vite grâce à la strychnine, et arriver en quelques semaines à une cécité absolue. Aussi proscrivons-nous d'une façon absolue la strychnine dans l'atrophie progressive.

Cela semble paradoxal à côté de ce que nous énoncions plus haut, et cependant il n'en est rien ; car, dans le premier cas, nous envisageons l'*atrophie secondaire*, affection qui peut s'arrêter et même rétrograder, tandis que, dans le second, il s'agit de l'*atrophie essentielle*, affection lente peut-être, mais aboutissant toujours à la cécité.

Quand donc on se trouvera en présence d'une atrophie optique, il faudra toujours rechercher si cette dernière est progressive, et on le reconnaît facilement à l'examen du champ visuel: celui-ci, en effet, se rétrécit concentriquement et régulièrement pour toutes les couleurs, et l'on voit le vert, qui a le champ visuel le plus petit, disparaître le premier, puis le rouge, le bleu, et enfin le blanc. Dans l'atrophie secondaire rien de pareil : il y a bien rétrécissement, mais on ne retrouve plus cette régularité parfaite qui est la caractéristique de l'atrophie progressive.

Lorsque la névrite optique et par suite l'amblyopie sont dues à une *tumeur cérébrale*, à plus forte raison devra-t-on rejeter l'emploi de la strychnine.

On a essayé aussi la strychnine dans l'*amblyopie hystérique*, mais sans succès aucun. On a prétendu que la strychnine réussissait parfois dans des amblyopies réflexes analogues aux précédentes ; mais les observations que nous avons trouvées sur ce sujet sont incomplètes et peu concluantes. Aussi n'avons-nous pas à nous prononcer à cet égard.

CONCLUSIONS GÉNÉRALES.

1° Lorsqu'il y a *simple lésion fonctionnelle* de la rétine ou du nerf optique, ne s'accompagnant d'aucune lésion ophthalmoscopique, on peut être assuré du succès si l'amblyopie n'est point trop accentuée, et que la paralysie des fibres du nerf optique ne soit pas complète.

2° Lorsque, à côté de la lésion fonctionnelle, il y a lésion matérielle, celle-ci étant au second plan, on peut obtenir par la strychnine une amélioration plus ou moins considérable de l'amblyopie.

3° A mesure que la lésion matérielle s'accentue davantage, diminue la vertu de la strychnine, et lorsqu'on a affaire à une *lésion matérielle* facilement appréciable, qu'elle se traduise par une inflammation plus ou moins intense du nerf optique, ou par son atrophie progressive, il faut rejeter d'une façon absolue l'emploi de la strychnine.

A. Parent, imprimeur de la Faculté de Médecine, rue M.-le-Prince, 31.

www.ingramcontent.com/pod-product-compliance
Ingram Content Group UK Ltd.
Pitfield, Milton Keynes, MK11 3LW, UK
UKHW020046100726
13658UKWH00004B/1570